TRAITEMENT

DE L'HYSTÉRIE

PAR LES FEUILLES MÉTALLIQUES

ADMINISTRÉES A L'INTÉRIEUR

PAR

LE Dr J. GAREL

Chef de Clinique médicale à la Faculté de médecine de Lyon,
Ex-Interne des Hôpitaux,
Lauréat de l'École de médecine (1873),
Lauréat et Membre de la Société des Sciences médicales (1877),
Lauréat de la Faculté de médecine de Lyon (1879),
Médecin-Inspecteur des Écoles et Salles d'asile
de la ville de Lyon.

PARIS
A. DELAHAYE ET E. LECROSNIER, ÉDITEURS
Place de l'École-de-Médecine, 23

1881

TRAITEMENT

DE L'HYSTÉRIE

PAR LES FEUILLES MÉTALLIQUES

ADMINISTRÉES A L'INTÉRIEUR

PAR

LE Dr J. GAREL

Chef de Clinique médicale à la Faculté de médecine de Lyon,
Ex-Interne des Hôpitaux,
Lauréat de l'École de médecine (1873),
Lauréat et Membre de la Société des Sciences médicales (1877),
Lauréat de la Faculté de médecine de Lyon (1879),
Médecin-Inspecteur des Écoles et Salles d'asile
de la ville de Lyon.

PARIS
A. DELAHAYE ET E. LECROSNIER, ÉDITEURS
Place de l'École-de-Médecine, 23.

1881

DU MÊME AUTEUR

Note sur un nouveau cas de névrome plexiforme. Brochure in-8, avec planche, 1877 (extrait du *Lyon Médical*).

Sur un mal de Pott avec déformation thoracique. (*Lyon Médical*, 17 juin 1877.)

Recherches cliniques et statistiques sur la valeur de l'asymétrie faciale dans le diagnostic de l'épilepsie. Brochure in-8 de 31 pages, 1878 (extrait du *Lyon Médical*).

Deux cas de dilatation bronchique; mort et autopsie. (*Lyon Médical*, 28 juillet 1878.)

Recherches sur l'anatomie générale comparée et la signification morphologique des glandes de la muqueuse intestinale et gastrique des animaux vertébrés. Thèse inaugurale couronnée par la Faculté de médecine de Lyon (1er prix, médaille d'argent, 1879). Un volume de 104 pages avec 5 planches. Paris, V.-Adrien Delahaye et Ce, libraires-éditeurs.

Double mode de combinaison de l'anesthésie provoquée et de l'anesthésie par transfert avec oscillations consécutives. (*Lyon Médical*, 11 janvier 1880.)

De la sciatique causée par un anévrysme de l'aorte abdominale. (*Lyon Médical*, 1er février 1880.)

Observation de péritonite chronique simple avec symphyse cardiaque. (*Lyon Médical*, 14 mars 1880.)

Contribution à l'étude de la métallothérapie interne. (*Revue mensuelle de médecine et de chirurgie*, et *Lyon Médical*, 4 juillet 1880.)

De la numération des globules blancs et rouges dans la pleurésie purulente. (*Lyon Médical*, 8 août 1880.)

Note sur un cas de tumeur de la valvule tricuspide. (*Revue mensuelle de méd. et de chir.*, 1880.)

Recherches sur l'alcalinité du sang. (*Lyon Médical*, 2 janvier 1881.)

Tube pour le lavage stomacal, modification de l'appareil de Faucher. (Présenté à la Soc. des sciences méd., 1881.)

Modification importante du laryngofantôme de C. Labus (de Milan). (*Lyon Médical*, 14 août 1881.)

Un cas de cirrhose hypertrophique graisseuse. (*Revue de médecine*, octobre 1881.)

Lyon, Assoc. typ. — Th. Giraud, rue de la Barre, 12.

TRAITEMENT DE L'HYSTÉRIE

PAR LES FEUILLES MÉTALLIQUES

ADMINISTRÉES A L'INTÉRIEUR

Au mois de juillet 1880, je publiais dans la *Revue mensuelle de médecine et de chirurgie* une note ayant pour titre : *Contribution à l'étude de la métallothérapie interne.* Dans ce travail, je citais une observation d'angine de poitrine avec anesthésie assez exactement localisée dans la zone de distribution du nerf cubital. L'amélioration que j'avais obtenue était assez remarquable, car elle était due à un nouveau mode d'application de la métallothérapie interne. J'avais pensé théoriquement qu'au lieu de donner à l'intérieur aux malades des préparations métalliques solubles, il était préférable de leur faire prendre le métal pur, même lorsque ce métal était inattaquable par les acides de l'organisme. La conclusion bien naturelle de ce travail était que les métaux à l'intérieur agissaient, comme sur la peau, par simple action de contact, et que les effets physiologiques obtenus ne résultaient nullement de l'absorption d'un composé chimique. Le malade qui avait fait l'objet de ces recherches était sensible à deux métaux, le cuivre et l'or; mais ce dernier était le métal à action prédominante. J'avais essayé, le premier, de faire prendre à l'intérieur de petites feuilles d'or tout à fait identiques à celles employées par les doreurs. Ces feuilles étaient préalablement un peu froissées et enfermées dans des cachets Limousin.

Le succès résultant de l'emploi de cette méthode nouvelle m'encouragea à faire de nouvelles recherches. J'ai pu ainsi, dans le cours de cette année, observer un certain nombre d'hystériques avec anesthésie, soit en ville, soit dans le service de mon excellent maître, M. le professeur Lépine. Je ne saurais lui être assez reconnaissant de m'avoir laissé le champ vaste à l'expérimentation, en abandonnant complètement à mes soins toutes les malades de la clinique susceptibles d'être traitées par la métallothérapie.

Je viens donc aujourd'hui publier le recueil de mes diverses observations, afin de convaincre ou du moins d'éveiller l'attention de ceux que le mot seul de métallothérapie fait encore sourire. Il ne s'agit pas, en effet, de traiter une méthode par le dédain, il faut la contrôler d'abord et la juger ensuite. Je suis persuadé que tous ceux qui voudront expérimenter avec patience arriveront à se convaincre. Je ne veux pas dire par là que cette méthode soit la seule rationnelle et la seule applicable à tous les cas. Ce serait commettre une erreur grossière. Souvent on rencontre des difficultés actuellement encore insurmontables ; mais ces exceptions ne peuvent infirmer en aucune manière des faits rigoureusement observés et établis.

D'ailleurs, la méthode sera sans doute renversée un jour par une autre méthode de traitement plus actif. Déjà même, à la Salpêtrière, MM. Charcot et Vigouroux semblent l'avoir remplacée par les applications d'électricité statique.

Dans tous les cas, pourquoi contester l'efficacité des métaux *intus et extra?* On veut absolument connaître leur mode d'action. Que sait-on donc sur l'action des autres remèdes connus ? On vous dira : le sulfate de quinine coupe la fièvre, l'opium fait dormir, le mercure et l'iodure guérissent la vérole, le salicylate de soude combat le rhumatisme. Est-il plus étonnant de dire : tel ou tel métal fait disparaître les contractures, rétablit la sensibilité et la force musculaire ! J'irai même plus loin, en affirmant qu'il n'y a peut-être pas de remède dont l'action soit aussi *mathématique* que celle des métaux. Il ne s'agit pas d'empirisme, c'est une méthode scientifique rigoureuse. Qu'on la mette donc en ligne avec tout le stock thérapeutique de l'hystérie : les douches froides, les bromures de camphre ou de potassium et tous les antispasmodiques connus, et l'on verra lequel de ces agents aura la priorité.

On veut absolument une théorie, il faut une hypothèse. Ce n'est nullement nécessaire. Constatons le fait, enregistrons-le. On sait bien ce qu'est l'hystérie, et pourtant peut-on préciser sa nature? Peu m'importe que les métaux à l'intérieur agissent par production de courants électriques (Regnard), par modification de la tension électrique sur un point donné (Vigouroux), ou bien par modification des mouvements moléculaires dus à l'action nerveuse (théorie nouvelle de Schiff). Les différents procédés employés pour faire disparaître les anesthésies plaident en faveur de toutes ces théories. Une pile faible d'intensité variable produit, à peu de chose près, les mêmes effets que les métaux; il en est de même de l'aimant, des solénoïdes, des applications chaudes ou froides, des vésicatoires. Il n'est pas jusqu'aux vibrations du diapason qui ne soient susceptibles de modifier la sensibilité. Cela prouve que tout ce qui relève de la physique et de la chimie rentre en dernière analyse dans la mécanique. Tout est *vibrations*. Une pièce métallique appliquée sur la peau transmet des vibrations au système nerveux central et en modifie les fonctions, aussi bien qu'une impression produite par des ondes sonores ou lumineuses, aussi bien qu'une émotion morale vive. Donc, la meilleure théorie que l'on puisse soutenir, c'est la modification des mouvements moléculaires de l'action nerveuse. Je puis même affirmer que l'action du métal à l'intérieur ne diffère pas de celle du métal appliqué sur la peau; car, comme je l'ai déjà dit l'année dernière, la muqueuse digestive est une sorte de peau interne qui, elle aussi, possède des terminaisons nerveuses susceptibles d'être modifiées.

Avant d'aborder les observations que j'ai recueillies, je tiens à énumérer le manuel opératoire des recherches métalloscopiques, afin de faciliter ceux qui désireraient étudier la méthode. Il y a, en effet, des causes d'erreur qu'il faut connaître si l'on ne veut pas se décourager trop vite.

L'arsenal le plus simple pour faire des recherches métallothérapiques consiste dans une série de plaques de Burq ainsi composée : fer, cuivre rouge, zinc, étain, or, argent et platine. On trouve également dans le commerce des plaques d'aluminium. Ajoutez à cela un aimant de moyenne force. Telle est la collection indispensable à celui qui veut obtenir quelque résultat.

Dans l'application des métaux, il faut distinguer la métalloscopie et la métallothérapie externe. La première consiste dans une application méthodique et successive de plaques sur une partie anesthésiée, dans le but de découvrir le métal le plus capable de rétablir momentanément la sensibilité. La seconde est la conséquence de la première : c'est l'application répétée du métal auquel le malade est sensible, pour arriver à la disparition définitive d'une anesthésie simple ou s'accompagnant, soit de contracture, soit de diminution de la force musculaire. Je ne parlerai, pour ainsi dire pas de métallothérapie externe, car chez tous mes malades j'ai naturellement donné la préférence, en général, à la métallothérapie interne, voulant vérifier la valeur de ma nouvelle méthode.

Avant d'appliquer les métaux, il faut avec le plus grand soin rechercher la distribution exacte de l'anesthésie. En effet, l'anesthésie hystérique est inégalement répartie et peut affecter des formes très-bizarres. Je ferai cependant remarquer que, d'après le grand nombre d'hystériques que j'ai examinées, j'ai rencontré des particularités qui paraissent être la règle. Ainsi, il faut, sur les avant-bras et sur les jambes, pratiquer des piqûres sur les faces dorsales, car, chez la majorité des hystériques, la sensibilité est conservée sur la face antérieure du membre supérieur et sur la face postérieure de la jambe. Ce fait est facile à expliquer, car, à l'état normal, la face antérieure de l'avant-bras est plus sensible que la face postérieure ou dorsale. Si la sensibilité tend à disparaître, elle cessera nécessairement d'abord sur la face dorsale qui est la moins sensible. Lorsque l'anesthésie n'occupe pas nettement une moitié du corps, elle reste limitée aux membres. Du côté de la jambe, elle envahit à peine la cuisse ; tandis que, du côté du bras, l'anesthésie remonte jusqu'à l'épaule et semble s'arrêter suivant une ligne correspondant à la couture de la manche, c'est-à-dire au défaut de l'épaule.

Même dans les hémianesthésies bien circonscrites, il faut se méfier de la sensibilité de la face antérieure du bras et de la partie postérieure de la jambe. Il est bon de prendre un croquis exact de l'anesthésie sur des schèmes représentant toute la surface cutanée, si l'on veut apprécier les changements spontanés ou causés par le traitement. En effet, il y a parfois des anesthésies fugaces susceptibles de se modifier en quelques instants; ce sont, en général, les anesthésies récentes.

Il faut aussi tenir compte des anesthésies incomplètes. Souvent une malade accuse la sensation de piqûre tout en étant anesthésique. Il faut alors procéder par comparaison entre divers départements cutanés et surtout entre deux points symétriques. On fera surtout bien de voir, sur le même bras, la différence entre la face dorsale et la face antérieure. Souvent l'impression causée par le contact d'un objet produit chez les malades une sensation de velouté tout à fait anormale.

On ne doit pas oublier également que les applications métalliques peuvent produire ce phénomène découvert par la Commission de la Société de Biologie, le *transfert*, c'est-à-dire le brusque changement de côté de l'anesthésie, sous l'influence de l'aimant ou d'un métal approprié au sujet. La découverte du transfert a une importance capitale, car ce phénomène aggrave beaucoup le pronostic; il annonce une guérison possible, mais toujours éloignée. Il n'est pas jusqu'au mode de pratiquer les piqûres qui n'exige quelques précautions. Les piqûres verticales, sans trop appuyer, sont préférables aux piqûres transversales qui, parfois, sont moins bien perçues. Il ne faut pas oublier d'examiner l'ouïe, la vue, le goût et l'odorat, qui souvent sont lésés dans les hémianesthésies.

Il est fréquent de voir des malades répondre à plusieurs métaux : c'est le *bimétallisme*. Dans ces cas, il faut chercher le métal le plus actif ou plutôt le métal qui ramène la sensibilité le plus rapidement et le plus complètement possible. L'administration à l'intérieur du métal le moins actif exposerait à des insuccès certains. Dans un cas, j'ai constaté du trimétallisme ; une malade répondait à l'or, au cuivre et au magnésium.

Jusque-là rien de bien difficile. Le cas devient embarrassant lorsqu'il y a aptitude dissimulée. Parfois l'anesthésie fait défaut, et il faut alors chercher le métal qui ramène la force musculaire ou fait monter le thermomètre au point d'application. Ce sont des recherches beaucoup plus délicates et que j'ai peu souvent pratiquées. Chez quatre ou cinq hystériques avec anesthésie, je n'ai jamais pu trouver un métal convenable; il s'agissait probablement d'*aptitude dissimulée*. Chez d'autres, cet état de dissimulation n'a été que temporaire et il a suffi d'attendre quelques jours et parfois quelques mois pour voir une malade répondre un jour à un métal auquel elle avait été auparavant totalement insensible.

Enfin, il est un fait singulier et que je considère comme très-favorable, c'est l'apparition de l'anesthésie chez une hystérique qui, quelques jours avant, n'en décelait pas la moindre trace. Dans deux cas surtout, je me suis demandé si l'application de métaux, que j'avais faite sur des membres sensibles, n'avait pas déterminé la production de l'anesthésie, cette anesthésie étant survenue dans la période des applications métalliques.

C'est une recherche que je désire poursuivre, car l'anesthésie pour une hystérique n'est pas un symptôme gênant. La plupart des femmes que j'ai examinées ignoraient même qu'elles étaient en possession d'un tel symptôme. Ce signe est cependant de la plus grande valeur s'il nous donne la clé de la thérapeutique à instituer.

En outre, je me suis encore demandé si l'administration d'un métal à l'intérieur pendant quelques jours ne peut pas provoquer de l'anesthésie cutanée chez une hystérique non anesthésique. Bien entendu, il faut choisir alors un métal auquel les hystériques répondent rarement. Chez une jeune malade que M. le docteur Chassagny a eu l'obligeance de me faire examiner avec lui, j'ai conseillé, dans ce but, de faire prendre du platine, mais sans le moindre succès. Je ne renonce pas encore à la poursuite de cette idée ; car, ayant démontré l'année dernière qu'un métal inactif à l'intérieur détruit l'effet du métal actif, il me semble logique de supposer que ce métal pourrait être capable de produire un résultat en sens inverse sur le système nerveux, c'est-à-dire de provoquer de l'anesthésie. On pourrait de la sorte faire bénéficier toutes les hystériques de la métallothérapie.

J'arrive maintenant à l'ordre de fréquence d'aptitude des malades aux différents métaux. Ici, je suis en désaccord avec M. Burq, qui prétend que le *fer* est le métal qui réussit le plus souvent. J'ai déjà examiné un assez grand nombre de malades, et cependant je n'ai pas encore trouvé une seule malade sensible au fer. Pour moi, l'or est le métal qui agit le plus souvent ; vient en seconde ligne le cuivre rouge, puis les autres métaux sans ordre de fréquence déterminé.

J'ai rencontré une malade sensible au plomb, elle ne répondait à aucun autre métal. Néanmoins, j'ai reculé devant l'administration interne du métal, une intoxication saturnine possible étant plus redoutable que les accidents hystériques.

Les recherches métalloscopiques étant assez longues à faire, il est bon de s'entourer de toutes les circonstances qui peuvent en diminuer la durée. Ainsi, lorsqu'une hystérique sort d'un traitement ferrugineux et que, de plus, elle porte du côté de son anesthésie une bague en or ou en argent, sans modification de l'anesthésie au niveau de la bague, on peut déjà se dispenser d'essayer les plaques de fer, ainsi que celles d'or ou d'argent. On simplifie de la sorte la recherche du métal le plus actif.

Je ferai remarquer qu'un métal n'est pas pris indifféremment par une hystérique. La plupart des femmes nerveuses sont traitées comme chlorotiques, on leur administre du fer en grande quantité ; et lorsqu'on leur demande le résultat produit, elles sont presque unanimes à répondre que le fer leur est nuisible.

J'ai démontré l'année dernière que, dans le tube digestif, deux métaux, l'un actif, l'autre neutre, se neutralisaient, comme lorsqu'on superpose ces métaux à la surface des téguments. C'est un principe qu'il ne faut pas perdre de vue, car lorsqu'on administre des métaux à l'intérieur, il faut se dispenser de donner en même temps des préparations ferrugineuses (pilules ou eaux minérales) ou des pilules de Méglin, qui contiennent du zinc.

Combien de temps faut-il à une feuille métallique pour rétablir la sensibilité ? D'après mes recherches personnelles, je crois que la moyenne peut être fixée entre 28 et 30 heures. Ainsi, une feuille prise à neuf heures du matin produira son premier effet le lendemain entre midi et trois heures. Toutefois, il y a exception, si le malade est encore sous l'influence d'un autre métal administré antérieurement. Dans ce cas, on attendra souvent cinq ou six jours avant l'apparition des premiers phénomènes.

La sensibilité ne revient pas sans se faire annoncer par quelques signes. Quelques instants avant son retour, les malades accusent, soit un choc brusque dans les membres anesthésiés, soit des fourmillements souvent fort pénibles. De vives douleurs sont éprouvées par les malades pendant plusieurs jours jusqu'à ce que la sensibilité soit complètement rétablie. Ces douleurs persistent souvent assez longtemps.

Chez une malade du service de M. Boucaud, l'administration du métal ou d'une solution métallique analogue amenait des troubles gastriques et de la fièvre ; on fut obligé de suspendre le traitement à deux reprises différentes.

On aurait tort de suspendre le traitement aussitôt que l'on a obtenu une amélioration marquée ; on s'exposerait à une récidive presque immédiate. Il faut conseiller aux malades de continuer leur traitement pendant plusieurs mois consécutifs. En général, la guérison n'est définitive que lorsqu'i n'existe plus d'anesthésie *postmétallique*.

Comme on le verra dans les observations qui suivent, la métallothérapie interne ne se borne pas seulement à la disparition de l'anesthésie. Son rôle est de régulariser toutes les fonctions de l'organisme, de supprimer ce défaut d'équilibre physique et moral que l'on constate chez les hystériques. Il est certains symptômes sur lesquels son action est aussi évidente que sur l'anesthésie ; je veux parler, par exemple, du retour des règles et de la disparition des contractures. J'en cite plusieurs exemples, ils sont loin d'être les premiers connus.

En juillet 1880, j'ai eu l'occasion de voir à la Pitié plusieurs malades atteintes de contractures. M. Dumontpallier venait de lire la note que j'avais publiée dans la *Revue mensuelle*, et il m'avait fait l'honneur d'essayer ma méthode dans son propre service. Avec une grande complaisance il me montra plusieurs contractures hystériques qu'il avait guéries en quelques jours par les feuilles métalliques. Ces malades avaient été soumises pendant plusieurs mois à divers traitements chirurgicaux sans succès. Je ne sache pas que M. Dumontpallier ait publié ces observations; mais à la même époque, 24 juillet 1880, on trouve dans la *Gazette des hôpitaux* un court article mentionnant ces résultats. Il y est dit que M. Dumontpallier n'emploie plus les métaux à l'intérieur sous forme absorbable. Il donne des feuilles métalliques minces roulées en pilules dans du pain à chanter. L'or et le platine ne peuvent s'absorber, et cependant des contractures hystériques durant depuis plusieurs mois disparaissent après quelques jours de ce traitement interne. Ainsi, M. Dumontpallier avait pleinement accepté ma méthode. Je dois ajouter, d'ailleurs, qu'il le faisait d'autant plus facilement qu'il avait dans ses cours émis l'hypothèse que la métallothérapie interne pourrait bien agir par action catalytique.

Le mot catalytique par lui-même ne préjuge rien sur la nature du phénomène physique. Disons plutôt que le métal agit en modifiant les vibrations moléculaires des expansions nerveuses terminales du tube digestif. Nous serons ainsi en accord avec la théorie de Schiff, qui semble acquérir actuellement une grande valeur.

La métallothérapie ne se borne pas seulement à la guérison de l'hystérie, elle s'applique encore avec succès à certaines hémiplégies *avec hémianesthésie*. Je n'ai qu'à citer les cas bien connus de M. Debove (*Société médicale des hôpitaux*, nov. 1879). Il s'agit ici de malades non hystériques, *ne présentant pas de transfert.* Ce sont de véritables lésions cérébrales : syphilome, ramollissement, etc., siégeant au tiers postérieur de la capsule interne. Les malades porteurs de ces lésions ont été guéris par les agents æsthésiogènes.

Je vais maintenant passer en revue les diverses observations personnelles que j'ai recueillies à la Clinique médicale depuis un an environ. Je les ferai suivre de quelques remarques sur les particularités intéressantes qu'elles présenteront.

Observation I.—*Hystérie.— Ovarienne gauche.— Contracture des deux membres inférieurs. — Impossibilité de marcher et de mouvoir les jambes.—Sensible à l'argent. — Guérison par des feuilles d'argent à l'intérieur.*

Le 19 avril 1880, entre dans la salle Sainte-Marie, au n° 38, Mlle Joséphine R..., de Musinens (Ain), âgée de dix-huit ans. Cette jeune fille était adressée à la clinique médicale par mon collègue et ami le docteur Monard, médecin consultant à Aix-les-Bains.

Nous ne trouvons rien d'important à signaler dans les antécédents pathologiques de cette malade. Elle n'a jamais eu de douleurs rhumatismales véritables. La menstruation a débuté à seize ans et n'a jamais été bien régulière. Depuis l'âge de onze ans, cette jeune fille ressent par intervalles des douleurs rhumatoïdes siégeant indifféremment dans toutes les articulations. Elle est d'un tempérament nerveux et impressionnable, et depuis quelques années prend des crises d'hystérie, quelquefois même avec perte de connaissance. A ce symptôme important s'ajoutent la boule et le clou hystériques, un caractère bizarre et changeant, enfin des douleurs ovariques à gauche.

Depuis le mois d'avril 1880, il est survenu du côté des membres inférieurs une contracture qui n'a pas tardé à devenir complète, et qui a rendu la marche impossible. En présence d'une telle aggravation, son médecin, croyant à une influence rhumatismale, l'envoya à Aix-les-Bains. Mon collègue le docteur Monard, voyant qu'il s'agissait d'une contracture hystérique, lui fit administrer quelques douches froides, la traita par l'électricité et par les aimants. Tout fut inutile.

Lorsque la malade entre à la clinique, il lui est impossible de mouvoir spontanément les jambes; elle est clouée dans son lit, les jambes dans l'extension. On peut vaincre cependant la contracture; mais ce n'est pas sans provoquer des douleurs atroces qui arrachent des cris à la malade. Le docteur Monard, désirant la voir soumettre au traitement par les métaux, je m'empresse de rechercher l'état de la sensibilité, soit dans les bras, soit dans les jambes. Malheureusement je ne puis constater la moindre trace d'anesthésie. Je recommence le traitement par les aimants, par les courants faradique et continu et par les douches froides. Toujours pas de succès. J'applique d'une façon tout à fait empirique des bracelets de métaux variés sur les membres, mais je n'obtiens encore aucun résultat. Cependant, quinze jours après son entrée, je constate avec plaisir de l'anesthésie du membre supérieur. Aussitôt je reprends l'application méthodique des métaux; mes efforts ne sont couronnés que par des résultats négatifs. Le 7 septembre, le fer paraît ramener la sensibilité; en octobre c'est l'or, plus tard c'est le zinc, mais jamais l'action de ces métaux n'est tranchée et décisive. Je suis cependant rigoureusement ces indications, et je donne alternativement à l'intérieur les métaux qui paraissent agir. Je ne parviens à modifier ni la sensibilité, ni la contracture. Dans cet intervalle, les digestions deviennent de plus en plus pénibles, et bientôt il se produit chaque jour des vomissements incoercibles. Toute la thérapeutique conseillée dans ces cas est mise en jeu. Le lavage stomacal seul produit une sédation marquée; il est fait avec le tube de caoutchouc de Faucher modifié d'après mes indications, c'est-à-dire avec le modèle que j'ai présenté, il y a quelques mois, à la Société des sciences médicales. Ce lavage consiste dans une véritable douche interne de l'estomac; on fait ainsi passer successivement dans la poche stomacale plusieurs litres d'eau froide. Le lavage est très-bien supporté, et la malade en réclame elle-même l'administration.

Tout le laps de temps compris entre le mois d'août 1880 et le mois de mars 1881 se passe à répéter de temps à autre vainement les applications métalliques. La contracture devient de plus en plus marquée, les pieds sont en extension forcée et prennent un peu la disposition en griffe. Tout mouvement provoqué dans les articulations des membres inférieurs est très-douloureux. Le redressement de la pointe des pieds provoque de la trépidation épileptoïde, mais de courte durée. L'anesthésie a envahi les deux membres supérieurs et un peu les jambes.

Enfin, le 16 mars, alors que je désespérais de pouvoir apporter à cette malade le moindre soulagement, je constate que l'anesthésie disparaît très-nettement sous les plaques d'argent.

Le 17 mars, je fais prendre à la malade une feuille d'argent en cachet azyme, et, le 18, dans la matinée, vers neuf heures environ, la sensibilité reparaît dans les membres supérieurs ; son retour est annoncé par des fourmillements et des douleurs. Ce même jour, on constate sur toute la surface cutanée une rougeur vive cuivrée, non framboisée comme dans la scarlatine et survenue brusquement dans la nuit. La température est de 38° le matin ; le soir, elle n'est plus que de 37°,5. Quelques douleurs insignifiantes dans la gorge.

Le lendemain 19 mars, la rougeur a disparu ; il en reste à peine sur les jambes. Les contractures persistent. Je fais toujours prendre moi-même à la malade, chaque matin, deux feuilles d'argent en cachet.

Le 20, la malade a souffert toute la nuit dans les jambes, et au milieu de la nuit, elle a remarqué avec satisfaction qu'elle pouvait avec la main relever tant soit peu la pointe du pied droit. Elle pouvait même faire spontanément quelques mouvements fort limités avec la pointe du pied. Le soir, les mouvements du pied deviennent plus faciles. Quelques mouvements dans les orteils du pied gauche.

21 mars. Quelques mouvements de flexion spontanés dans

le pied gauche. Les douleurs dans le dos et dans les jambes persistent.

22. La malade peut légèrement détacher de son lit la jambe droite en la soulevant. Ischurie assez marquée. Aujourd'hui six feuilles d'argent. A partir de ce moment, M. Lépine me conseille de voir si l'imagination ne peut exercer sur elle quelque influence. Je continue alors à donner des cachets complètement vides, à la dose de cinq à six par jour. La malade croit continuer les feuilles d'argent. Nous la laissons dans cette illusion jusqu'au 12 avril.

La suspension du métal n'entrave pas tout d'abord l'amélioration de la contracture, car le 24 mars, la malade peut un peu fléchir le genou droit. Elle arrive ainsi progressivement à une demi-flexion de la jambe droite. Dès le 27, le genou gauche commence aussi à céder un peu, mais reste notablement en retard sur le genou droit. L'inverse se produit dans les premiers jours d'avril et le côté gauche prend de l'avance sur le côté droit.

Le 7 avril, les mouvements restent stationnaires; depuis plusieurs jours, il n'y a plus de progrès. Des douleurs surviennent dans les jambes.

Du 7 au 12, après quelques oscillations de la sensibilité et des douleurs plus vives dans les jambes, l'anesthésie s'installe de nouveau sur les membres.

Le 12, on constate un peu de desquamation des doigts seulement; cette desquamation localisée en ce point avait peut-être quelque rapport avec l'éruption du mois précédent.

Je recommence alors les feuilles d'argent à la dose de six par jour. Cette fois, les vomissements ont reparu et la malade ne garde pas toujours son métal. Aussi la sensibilité paraît et disparaît alternativement lorsqu'elle vomit ou ne vomit pas ses cachets. Néanmoins, à partir de ce moment, la contracture se met à céder de nouveau peu à peu. On veut faire tenir la malade debout, appuyée contre son lit; mais elle ne peut poser les pieds sur le sol sans éprouver de vives douleurs.

Au commencement de mai, les cachets sont mieux tolérés, la malade se tient debout. En la soutenant sous les bras, on peut avec beaucoup de peine lui faire essayer quelques pas, car les forces lui manquent. A partir du 20, on lui donne des béquilles, mais elle apprend difficilement à s'en servir.

Néanmoins l'amélioration marche toujours. Vers la fin de mai, cette jeune fille peut faire quelques pas en se laissant conduire par les deux mains, puis par une seule main. Enfin, à partir du 1er juin, elle commence à marcher seule sans le secours d'aucun aide. Elle quitte l'hôpital vers le milieu de juin, dans un état très-satisfaisant. Elle marche très-bien et descend l'escalier sans la moindre difficulté.

J'ai reçu de ses nouvelles fin juillet. Elle continue encore ses cachets, la guérison paraît définitive. Pas la moindre rechute.

Cette observation est sans contredit la plus intéressante de toutes. Elle montre combien il faut de patience pour arriver à un résultat. Chez cette jeune fille, il n'y avait tout d'abord pas d'anesthésie, et lorsque l'anesthésie a fait son apparition, elle était rebelle à toute application métallique. J'avais à plusieurs reprises différentes épuisé toute la série des métaux avant d'obtenir le moindre résultat. J'étais même persuadé que toute tentative était désormais inutile. Il m'a fallu huit mois pour reconnaître que, chez elle, l'argent ramenait assez rapidement la sensibilité. On ne viendra pas, dans ce cas, invoquer l'*expectant attention*, ou bien une émotion morale. Cette jeune malade avait vu depuis plusieurs mois les résultats de la métallothérapie dans la salle de la clinique. Je lui avais même administré plusieurs fois des feuilles de cuivre, d'or, de l'oxyde de zinc, mais toujours sans le moindre succès. Ce n'est que lorsque l'argent a été administré que la sensibilité est revenue et que les contractures ont diminué peu à peu. Il n'y a pas eu guérison brusque; la guérison a été obtenue *lentement*. Il a fallu deux mois environ avant de voir la malade marcher seule et sans appui.

Quant à l'importance du résultat, elle est indiscutable. Il me suffira de dire qu'il s'agit d'une jeune fille de seize ans, immobilisée au lit depuis onze mois et sur laquelle tous les traitements antihystériques avaient échoué.

Obs. II. — *Contracture hystérique de la jambe droite. — Hémianesthésie droite sans transfert. — Guérison rapide par les feuilles d'or.*

Rosa Bella, née à Alessandria (Italie), 28 ans, blanchisseuse, entre à la clinique médicale, salle Sainte-Marie, n° 42, le 10 juin 1881.

Pas d'antécédents héréditaires. A été réglée à quinze ans. Menstruation toujours régulière. Mariée depuis trois ans, n'a pas eu d'enfants. Il y a cinq ans, affection pulmonaire qui dura quatre mois et fut accompagnée de crachats teintés de sang. Cette affection n'a laissé aucune trace. Bonne santé habituelle.

Depuis son mariage, cette malade ressent tous les mois, au moment de la menstruation, des douleurs violentes dans l'abdomen avec constriction s'accompagnant de vomissements glaireux et bilieux. Elle éprouve en même temps des contractures toniques de la jambe droite sans mouvements cloniques. Elle ressent aussi dans la fosse iliaque droite un gonflement formant une sorte de tumeur arrondie et douloureuse. Ce sont de véritables crises qui durent un jour environ et se terminent par une abondante émission d'urine assez foncée. Entre les crises, la malade a toujours un peu de rénitence dans l'abdomen. Ce qui la gêne surtout depuis le début de sa maladie, c'est un certain degré de contracture de la jambe droite, qui ne lui permet de marcher qu'en boitant.

A son entrée, nous constatons une hémianesthésie droite parfaitement nette, avec participation incomplète des sens du même côté.

J'applique les différents métaux, et je reconnais que la malade est sensible à l'or, sans transfert. Aussitôt j'institue le traitement par les feuilles d'or, et après huit ou dix jours de traitement, elle quitte l'hôpital ne boitant plus et n'éprouvant plus la moindre souffrance.

C'est encore un nouveau cas de contracture guérie par la métallothérapie interne. Ici le métal a été trouvé immédiatement, et la guérison a été très-rapide. Les symptômes remontaient cependant à trois ans environ. L'absence de transfert, on le sait, favorise la disparition rapide des divers accidents hystériques.

Cette malade était aussi sensible au cuivre. Avec M. Lépine, nous avons remarqué que lorsqu'il y a bimétallisme, c'est-à-dire sensibilité à deux métaux différents, la substitution par glissement d'un métal à l'autre primitivement appliqué sur la peau ne maintient pas la sensibilité rétablie par le premier métal. Ainsi l'or ayant fait disparaître l'anesthésie, si on lui substitue une plaque de cuivre, la sensibilité va disparaître *in situ* pour ne reparaître que dans le délai réclamé par le cuivre lorsqu'il est appliqué seul.

Obs. III. — *Hystérie. — Anesthésie des deux membres supérieurs. — Suppression des règles depuis onze mois. — Disparition de ces symptômes par le cuivre rouge à l'intérieur.*

Le 31 mars 1881, M. le docteur Pupier me fait l'honneur de me faire examiner avec lui Mlle de X..., âgée de 20 ans environ. Cette jeune fille avait présenté des troubles du côté des fonctions hépatiques et portait encore sur le palais et autour des lèvres des traces non équivoques de teinte ictérique. Elle était, en outre, depuis plusieurs années, en proie à des symptômes nerveux qui devenaient de plus en plus intolérables.

La digestion est actuellement lente et difficile. *Les règles sont complètement supprimées depuis onze mois.* La malade présente une anesthésie des parties dorsales, surtout des deux bras et avant-bras ; l'anesthésie s'arrête de chaque côté à la naissance du bras, au défaut de l'épaule. Comme sensation principale, il existe une sorte de constriction générale, soit dans le tronc, soit dans les membres.

Avec M. Pupier, nous appliquons l'aimant dont l'action est assez rapide. Nous passons ensuite à la métalloscopie, et bientôt nous remarquons que le cuivre rouge seul ramène rapidement la sensibilité dans les parties anesthésiées.

Je conseille à Mlle de X... de se soumettre pendant quelque temps à la métallothérapie interne et de suivre ma méthode des feuilles métalliques. Elle devra prendre chaque jour une demi-feuille de cuivre rouge avant les deux principaux repas. Confiant dans les heureux résultats de la méthode, je promets à la mère de la malade le retour des règles pour le mois prochain et la réapparition à bref délai de la sensibilité dans les membres supérieurs.

On commence le traitement le 1er avril. La malade n'étant pas de Lyon, je n'ai pu surveiller moi-même les premiers effets produits. Une lettre du 7 avril m'apprend que depuis deux jours la malade éprouve dans les bras et dans les jambes une grande lassitude accompagnée de temps à autre de crispations et d'angoisses. L'appétit est, comme auparavant, peu marqué, et les extrémités sont toujours froides. L'ingestion du cuivre ne détermine pas le moindre trouble dans les voies digestives. On ne me renseigne pas sur l'état de la sensibilité.

Une lettre du 13 avril m'annonce que la sensibilité n'est pas revenue. La lassitude et l'angoisse persistent dans les membres. La malade éprouve le besoin de s'étirer fréquemment.

Je commence à désespérer et à croire que je suis en présence d'un cas de *bimétallisme* et que je n'ai pas eu le bonheur de tomber sur le métal le plus actif. Mais j'apprends (lettre du 17 avril) que le 14 avril la sensibilité commence à paraître sur le dos de la main. *Les règles apparaissent le même jour, après onze mois de suppression.*

Le 17 avril, la sensibilité est parfaite sur les avant-bras et surtout aux poignets. On continue le traitement aux mêmes doses.

En mai, la seconde époque est revenue à jour fixe et se passe normalement. Amélioration générale.

Le 17 mai, la malade vient me consulter. Elle ne ressent plus cette sorte de constriction pénible qu'elle accusait au début; elle éprouve, au contraire, une sensation de détente générale. L'appétit néanmoins laisse encore à désirer. La sensibilité des membres supérieurs n'est pas continuelle,

elle paraît et disparaît alternativement. L'habitus extérieur est notablement changé, car beaucoup de personnes qui ignorent le traitement suivi témoignent, par leur étonnement, de l'heureux résultat obtenu. Je conseille d'augmenter un peu la dose de métal, mais avec prudence, car il s'agit du cuivre.

Le 14 juin, je revois Mlle de X... Les règles viennent de paraître pour la troisième fois, et à un mois de distance ; elles n'ont duré que deux jours. La malade avait suspendu les cachets deux jours avant l'apparition des règles, car depuis une dizaine de jours elle éprouvait des douleurs gastriques qu'elle attribuait à l'ingestion du cuivre.

L'anesthésie ne s'est pas reproduite, mais on reconnaît une diminution passagère de la sensibilité et de l'amélioration générale. Je fais reprendre le traitement en y ajoutant quatre gouttes noires dans le but de calmer les douleurs gastriques.

Au mois d'août, je revois la malade ; elle prend encore du cuivre ; la guérison paraît définitivement assurée.

Dans ce cas, le succès a été incontestable ; la malade avait été soumise à diverses méthodes de traitement. Aucune n'avait pu rétablir la menstruation et atténuer les symptômes nerveux. Les métaux, au contraire, ont produit un résultat presque immédiat. Au dire de la malade, le retour de la sensibilité n'aurait eu lieu que le quatorzième jour du traitement. Ce fait serait contraire à ce que j'ai observé, c'est-à-dire au retour en 28 ou 30 heures environ. Mais la sensibilité n'avait pas été recherchée d'une façon méthodique.

Obs. IV. — *Coxalgie gauche hystérique. — Hémianesthésie gauche incomplète. — Disparition de l'hémianesthésie par les feuilles de laiton à l'intérieur.*

Mlle X..., 23 ans environ, salle des Quatrièmes-Femmes, présente une hémianesthésie gauche incomplète. Elle a été traitée déjà sans succès dans une salle de chirurgie pour une coxalgie du même côté. Lorsque M. Tripier me pria d'essayer sur elle la métallothérapie, elle ne pouvait quitter son lit et souffrait beaucoup dès que l'on provoquait le moindre mouvement. Les recherches métalloscopiques me prouvèrent qu'elle était sensible au cuivre avec transfert très-appréciable. M. Tripier fit prendre à la malade, pendant quelques jours, des feuilles de laiton; je ne possédais pas encore des feuilles de cuivre rouge.

Dès le troisième jour, la sensibilité était parfaitement revenue dans tout le côté gauche, mais on n'observait aucun changement du côté de la hanche. De larges plaques de cuivre rouge sur la hanche n'amenèrent aucun résultat. M. Aubert eut alors l'obligeance de me prêter un aimant de force considérable, aimant qui avait déjà à son acquit plusieurs guérisons de chorée. Je plaçai l'aimant dans le lit de la malade, les deux pôles en contact plus ou moins immédiat avec la hanche.

En moins de deux jours, les mouvements commencèrent à devenir possibles dans la hanche; au bout de huit jours, les mouvements étaient normaux. La malade essaya de se lever le huitième jour, elle pouvait se tenir facilement debout; malheureusement elle fit un faux mouvement et la rechute fut immédiate. La hanche devint immédiatement douloureuse et immobile. L'aimant resta quinze jours encore dans le lit de la malade sans produire le moindre effet. L'hémianesthésie dissipée par les feuilles de laiton n'avait cependant pas reparu.

Depuis ce moment, j'ai perdu de vue la malade et ne sais ce qu'elle est devenue.

Je n'ai rapporté cette observation que comme type de disparition rapide de l'hémianesthésie par les feuilles métalliques. Elle est, de plus, intéressante à cause de cette disparition temporaire de la coxalgie par l'application d'un aimant. L'anesthésie ne revint pas, mais la coxalgie récidiva dans l'espace de huit jours.

Obs. V. — *Crises nerveuses. — Anesthésie des membres supérieurs. — Sensibilité : cuivre rouge et argent à quelques mois d'intervalle.*

Mlle P..., 19 ans, institutrice, a été réglée à onze ans. Elle a eu la chlorose à 12 ou 13 ans. La chlorose a duré deux ans. Elle a conservé une santé très-délicate depuis cette époque. Elle vint me consulter dans le courant de l'été dernier, il y a huit mois environ, pour de vives douleurs dans le côté gauche de la face. Ces douleurs étaient consécutives à un abcès dentaire. Elles s'accompagnaient aussi de douleurs vagues dans le bras et l'épaule du côté gauche. Les règles n'étaient pas régulières, elles avaient même été supprimées pendant quatre ou cinq mois. En interrogeant la malade, j'apprends que depuis quatre ans elle prend des crises nerveuses ; elle a un caractère très-mobile, rit et pleure sans motif. Douleurs gastriques fréquentes. Je soulage d'abord les douleurs de la face à l'aide du nitrate d'aconitine à la dose de deux à trois quarts de milligramme. Quant aux douleurs de l'épaule gauche, elles parurent s'améliorer rapidement par l'application, *loco dolenti*, d'un barreau aimanté de petit calibre.

La névralgie de la face était devenue intolérable ; je fais à plusieurs reprises différentes des séances de faradisation sur le côté gauche. Fait curieux à signaler : la douleur quittait brusquement le côté gauche de la face pour se rendre dans la partie inférieure de la jambe droite. J'électrisais la jambe, et la douleur revenait du côté de la tête, et *vice versâ*.

Quelque temps après, je constate de l'anesthésie du bras gauche, j'applique la série des métaux et la malade répond au cuivre rouge. A ce moment, la digestion était lente et difficile, la moindre variation de température la mettait dans un état de nervosisme insupportable. A chaque période menstruelle, elle souffrait beaucoup, éprouvait des défaillances et était obligée de garder le lit pendant deux jours.

Le cuivre est pris à l'intérieur sous forme de feuilles et

la malade éprouve bientôt une amélioration considérable. L'anesthésie du bras gauche disparaît, les règles ne sont plus douloureuses. La digestion est meilleure et la malade ne s'aperçoit nullement des perturbations atmosphériques comme auparavant. Se croyant définitivement guérie, elle cesse de prendre du cuivre rouge.

Six mois après, le 31 mars 1881, la malade vient de nouveau réclamer mes soins. Elle ressent actuellement des douleurs dans le bras droit et une grande lassitude dans les jambes. Les deux bras sont anesthésiés. Quelques douleurs dans la tête. Anesthésie du côté gauche de la face ; ce côté est insensible au froid. Les règles sont peu abondantes. Douleurs vives dans l'estomac. Éructations fréquentes. La malade ne peut rien prendre, même de l'eau sucrée, sans éprouver des douleurs à l'épigastre.

J'applique sur les bras des plaques de cuivre rouge. La malade a perdu sa sensibilité au cuivre, elle ne répond plus qu'aux plaques d'argent. Je la revois le 7 avril ; elle a pris deux feuilles d'argent par jour. En moins de 48 heures après l'ingestion de la première feuille, la sensibilité reparaît dans le bras gauche, puis dans le bras droit. La disparition de l'anesthésie est annoncée par quelques douleurs, comme on l'observe ordinairement. Ce sont des secousses douloureuses passant comme des éclairs. Les douleurs d'estomac ont disparu ainsi que la céphalalgie. Plus de vomissements ni d'éructations depuis le début du traitement. Elle digère tout ce qu'elle prend. Un peu de lenteur dans la digestion. J'avais prescrit en même temps une petite dose de colombo avant les repas.

Le 5 mai, la malade a cessé de prendre des feuilles d'argent depuis 6 ou 7 jours ; elle se plaint de palpitations très-fréquentes. Du côté du cœur je trouve un petit souffle qui ressemble surtout à un petit frottement péricardique. Les règles ont été peu abondantes. La digestion se maintient dans un état satisfaisant. Je prescris de reprendre les feuilles d'argent.

Chez cette jeune fille, l'amélioration des symptômes a toujours été très-accusée, lorsqu'elle a suivi son traitement d'une façon rigoureuse. Je ferai remarquer que dans l'espace de six mois, elle avait totalement changé de métal; elle n'était plus sensible au cuivre rouge, mais elle répondait alors très-bien à l'argent. Ce fait prouve que, lorsqu'une malade se présente à vous avec retour de son anesthésie, il faut toujours vérifier si elle répond encore au même métal. Les aptitudes métalliques sont en effet variables et peuvent subir des changements complets.

Obs. VI. — *Anesthésie hystérique sans crise. — Quelques accès d'angine de poitrine. — Bimétallisme : or et platine.*

Mlle Angèle M..., 25 ans, m'est adressée par M. le docteur Humbert Mollière pour une affection laryngée se traduisant par une extinction presque complète de la voix. Cette malade entre dans la salle Sainte-Marie, au n° 37, le 19 octobre 1880.

La laryngite dont elle est affectée remonte à quatre ans environ. Le laryngoscope dénote un certain degré de rougeur générale de la muqueuse; les cordes ont perdu leur aspect blanc nacré et présentent quelques petites arborisations vasculaires, surtout près de la commissure postérieure. Cette malade, dont l'existence a été assez agitée, fume très-souvent la cigarette; de plus, une chute assez marquée de cheveux permet de soupçonner chez elle l'existence d'accidents syphilitiques. Quoi qu'il en soit, son larynx est traité par des cautérisations, surtout au chlorure de zinc, et la guérison, quoique lente, commence à se produire.

Il y a quatre ans, cette malade, étant au Sénégal, est atteinte d'un rhumatisme articulaire aigu, elle est traitée par le salicylate de soude. Elle habite successivement Alger et Paris. Dans cette dernière ville, elle prend une seconde attaque rhumatismale. Elle a été traitée, en outre, à l'âge de dix-neuf ans, pour une hypertrophie du cœur, avec palpitations violentes.

Au milieu du mois de décembre la malade a un peu de fièvre à trois heures de l'après-midi. Elle accuse de violentes palpitations avec angoisse précordiale, en somme une véritable angine de poitrine. Souffle systolique à la partie moyenne de la région précordiale.

L'angine de poitrine m'amène naturellement à rechercher l'état de la sensibilité. Je constate alors le 25 décembre une anesthésie assez étendue. J'en trace la distribution aussi exactement que possible, car elle présente des particularités très-curieuses. L'anesthésie occupe les deux membres supérieurs, elle s'arrête au défaut de l'épaule, au niveau de la couture de la manche. Du côté de l'aisselle, elle rejoint une sorte de corsage anesthésique descendant jusqu'à cinq centimètres environ au-dessus de l'ombilic. L'anesthésie se termine au-dessus des seins, ainsi que dans le dos, à la façon d'une robe basse. Il existe cependant une petite plaque anesthésique irrégulière dans la région claviculaire gauche. Le cou et la face sont sensibles; mais le cuir chevelu tout entier est insensible aux piqûres. Les deux creux axillaires présentent une bande sensible de 3 centimètres de largeur sur 8 ou 9 centimètres de longueur ; les bords de ces bandes sont taillés irrégulièrement. La sensibilité de l'abdomen et de la région lombaire est normale.

La jambe gauche est insensible dans toute sa longueur, jusqu'à 2 ou 3 cent. au-dessous du pli de l'aine, et en arrière jusqu'à la partie médiane de la fesse. On ne trouve de la sensibilité que sur les faces dorsale et plantaire du gros orteil et sur une bande transversale de trois à quatre centimètres de largeur, située dans le creux poplité.

L'anesthésie sur la jambe droite a respecté le pied et ne commence qu'au niveau des malléoles ; elle ne remonte pas au-delà du tiers inférieur de la cuisse. Elle existe certainement depuis un temps indéterminé, car, trois semaines auparavant, une épingle à cheveux implantée accidentellement dans la jambe gauche ne provoqua pas la moindre douleur.

L'aimant ramène la sensibilité en moins d'une minute. Deux éléments de Trouvé produisent le même effet par l'application bipolaire ou unipolaire. Le mercure est également très-actif, mais je crois qu'il agit surtout par le froid produit;

je regrette de n'avoir pas appliqué sur la peau du mercure au degré de la température périphérique. Les applications successives des différents métaux indiquent que la malade répond rapidement à l'or, et plus lentement au platine.

Le 28 décembre, je donne à la malade 2 feuilles d'or à l'intérieur; je répète la même dose les jours suivants.

Le 30 décembre, elle se plaint d'avoir ressenti des douleurs dans les membres. La sensibilité a reparu dans les doigts et la partie inférieure de l'avant-bras.

Le 31, sensibilité parfaite dans les quatre membres. L'anesthésie persiste sur le cuir chevelu et sur le tronc. Douleurs violentes dans les membres et le long de la colonne vertébrale; soubresauts du biceps gauche.

1er janvier 1881. Retour de la sensibilité dans le cuir chevelu et dans la partie postérieure de la poitrine.

2 janvier. Disparition de la partie antérieure du corsage anesthésique. Les accès d'angine de poitrine ont disparu.

10 janvier. Depuis quatre à cinq jours l'anesthésie reparaît dans les extrémités, gagne le cuir chevelu et le thorax dans le même ordre qu'elle avait disparu auparavant. Hyperesthésie sur le reste du corps. La malade n'a cependant pas cessé de prendre de l'or. Elle a changé d'aptitude métallique. *L'or appliqué sur la peau ne ramène plus la sensibilité qu'après un temps assez long ; le platine, au contraire, la fait reparaître très-rapidement.* On supprime alors les feuilles d'or.

Le 14, je commence le traitement par le platine (1 feuille par jour).

A partir du 15, la sensibilité reparaît sans provoquer de douleurs.

Le 19 janvier, je constate que l'anesthésie a de la peine à disparaître totalement. C'est que l'aptitude au platine n'a duré que huit ou dix jours. Actuellement comme au début, l'or est le métal le plus actif. Je supprime le platine et je redonne aussitôt les feuilles d'or, qui ne tardent pas à rendre sensibles les parties pour lesquelles le platine avait été insuffisant. Une crise d'angine de poitrine s'était produite pendant l'administration du platine. L'anesthésie est restée localisée dans le quart de la circonférence thoracique répondant au sein droit jusqu'au milieu du mois de février.

La malade sort à cette époque parfaitement guérie. Quant à la laryngite, elle est bien améliorée et disparaît en grande partie après quelques cautérisations.

Une fois sortie, cette jeune fille continue régulièrement les feuilles d'or, jusqu'au commencement du mois de mai. Elle se porte très-bien malgré une vie agitée.

Elle rentre dans la salle Sainte-Marie le 27 mai pour un rhumatisme articulaire aigu avec complications cardiaques (souffle mitral et angine de poitrine). Comme elle a cessé l'or depuis plus de quinze jours, on constate un retour de l'anesthésie sur une partie de la jambe droite et au cuir chevelu. Cette anesthésie disparaît au bout de deux jours par les feuilles d'or, mais ce traitement ne produit nécessairement rien sur le rhumatisme, ni sur ses complications.

On me reprochera peut-être la longueur de cette observation, mais elle renferme des détails assez curieux sur la distribution de l'anesthésie et sur le mode de retour de la sensibilité. Ce cas démontre que, dans le bimétallisme, les deux métaux pris à l'intérieur peuvent aliéner leur action. Le changement de métal est annoncé par le retour de l'anesthésie, alors même que l'administration du métal à l'intérieur n'a pas subi d'interruption.

Je signalerai, en outre, un fait intéressant qui n'est pas mentionné dans l'observation et qui prouve, une fois de plus, comme je l'ai déjà dit l'année dernière, que la présence dans l'intestin d'un métal inactif annule les effets du métal actif administré simultanément. Après sa sortie de l'hôpital, cette malade continue ses feuilles d'or. Quelque temps après, elle s'aperçoit que la sensibilité disparaît. Elle croit qu'elle a changé d'aptitude métallique ; mais bientôt elle remarque que, chaque jour, la personne avec laquelle elle prend ses repas lui glisse insidieusement dans son verre une prise ferrugineuse. Comme elle n'avait pas cessé de prendre des feuilles d'or, il lui a suffi de suspendre le fer pour rétablir la sensibilité en quelques jours.

J'arrêterai là ma série d'observations. Je n'ai voulu donner que les plus concluantes. J'ai observé un certain nombre d'autres malades chez lesquelles je n'ai eu que des résultats incomplets. Le 27 avril 1881 Mlle B... (de Lyon) vient me consulter. Elle présente des symptômes hystériques très-accusés depuis dix ans : amyosthénie du côté gauche avec hémianesthésie générale et spéciale du même côté ; douleur ovarique gauche ; crises caractérisées par de la perte de connaissance avec somnolence prolongée. Cette jeune fille est très-sensible à l'or. Elle est nettement améliorée par les feuilles d'or. Les applications d'or sur les régions douloureuses font disparaître les douleurs assez rapidement. Malheureusement cette malade a un caractère très-bizarre et il est impossible de lui imposer un traitement suivi.

Je citerai encore une jeune fille, Marie G..., âgée de 19 ans, entrée à l'hôpital le 5 juin 1880, au n° 44 de la salle Sainte-Marie. Cette malade présente une anesthésie presque totale et prend de grandes crises d'hystérie. Elle a été alternativement sensible deux fois à l'étain et à l'argent. L'un ou l'autre de ces métaux, suivant l'indication, a rétabli la sensibilité, mais il restait encore un peu d'anesthésie des extrémités. Les autres symptômes avaient subi peu de changement.

En 1880, j'ai eu l'occasion de voir à la clinique une malade de 35 ans qui, depuis l'âge de 18 ans, avait un rétrécissement spasmodique de l'œsophage ne permettant jamais l'introduction de la moindre parcelle alimentaire ; elle ne pouvait absorber que des aliments liquides. Au bout de quelques jours, je vis apparaître de l'anesthésie du bras droit. Cette malade était assez sensible au laiton. Les feuilles de laiton lui permirent bientôt de prendre des bouchées de pain de la grosseur d'une forte noisette. Elle est rentrée dans le service cette année, avec une hémianesthésie générale et spéciale de tout le côté droit. Elle n'est plus sensible au laiton et je n'ai pas encore pu trouver un métal capable de faire disparaître l'anesthésie.

Nous avons eu et nous avons encore à la clinique médicale plusieurs malades complètement insensibles à l'aimant et aux divers métaux.

Chez quelques hystériques, l'anesthésie survient très-tard. Ainsi, depuis mars 1879, je donnais mes soins à Mlle M..., âgée de 22 ans. Cette jeune fille prenait de temps à autre des crises d'hystérie. L'anesthésie ne survint que le 3 juin dernier. Elle était sensible à l'or, mais j'ignore si elle a suivi le traitement que je lui avais indiqué. En 1880, le docteur Monard m'adressa Mme A..., sage-femme, présentant une anesthésie avec amyosthénie des membres inférieurs, ainsi que de l'anesthésie de la région génitale. Cette malade était sensible à l'or ; elle ne fut améliorée que très-imparfaitement.

Tous les cas dans lesquels on ne peut rien obtenir infirment-ils la valeur de la méthode? Assurément non, car il se peut que telle malade aujourd'hui rebelle à toute application métallique devienne un jour sensible à tel ou tel métal. Que l'on veuille bien se reporter à mon observation I, on verra que je suis resté huit mois sans pouvoir trouver un métal convenable. Il faut donc, sans se décourager, renouveler souvent les applications métalliques. C'est le seul moyen d'obtenir un résultat chez les hystériques qui primitivement paraissent rebelles à la métallothérapie.

Les faits contenus dans cette note sont loin d'avoir tous la même valeur. Néanmoins quelques-uns sont tellement importants qu'il ne m'était point permis de les passer sous silence. Ils prouvent tous que la méthode que je préconise est préférable à celle suivie antérieurement. Il est incontestable qu'un métal ne produira jamais sur la muqueuse gastro-intestinale les désordres que peuvent causer des solutions métalliques. De plus, les feuilles de métal peuvent toujours être administrées à une dose plus forte que les sels métalliques plus ou moins caustiques.

En résumé, cette méthode est une preuve directe du mode d'action des métaux à l'intérieur. Elle est d'une administration facile et présente une plus grande innocuité.

Au moment où je termine ce travail, je reçois une lettre de M. le docteur Bouchut ; ce praticien distingué me fait remarquer que, depuis vingt ans environ, il donne de la limaille de fer brillante, de la limaille de cuivre et d'étain (1). Il me cite même des succès par la limaille de cuivre dans les vomissements incoercibles. Avec M. Potain, il a obtenu l'année dernière une guérison remarquable dans un cas analogue. La limaille d'étain serait également efficace dans les vomissements hystériques et même dans ceux de la péritonite.

Tous ces faits sont du plus haut intérêt, car ils viennent corroborer mes affirmations sur l'efficacité des métaux pris à l'intérieur. Quant à la question de priorité, je ne la revendique nullement. En 1714, Pittcarn proposait déjà l'or en *poudre* ou en *feuilles* dans le traitement de la syphilis. Mon unique but est de démontrer théoriquement l'identité d'action des métaux *intus et extra*, et par conséquent de substituer désormais les métaux purs (feuilles ou limaille) aux oxydes et aux sels métalliques qui tous altèrent plus ou moins la muqueuse stomacale.

Le cuivre en feuilles (observ. IV) est administré depuis plus de cinq mois sans déterminer le moindre malaise. Le docteur Drouaud (2) a, en effet, démontré que la limaille de cuivre donnée à un chien, soit pure, soit incorporée aux graisses et aux huiles, n'exerçait aucune action malfaisante, même à la dose de 30 grammes.

J'ajouterai, en outre, que si M. Bouchut a enrayé des vomissements par le cuivre et l'étain, ces métaux ne peuvent être considérés comme les spécifiques des vomissements, les aptitudes métalliques variant avec chaque personne et changeant même parfois chez le même malade.

(1) Dictionnaire de Bouchut et Desprès (art. CUIVRE et MER (MAL DE).

(2) Traité de thérapeutique de Trousseau et Pidoux (CUIVRE).

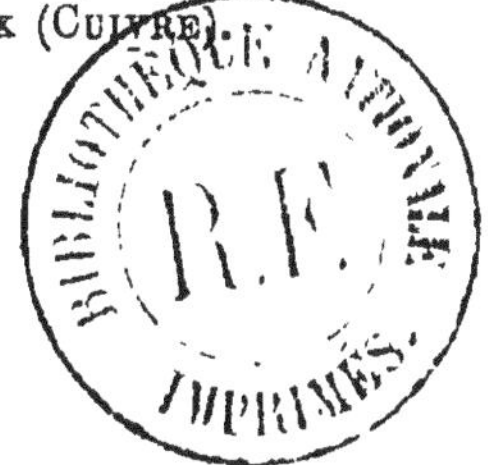

www.ingramcontent.com/pod-product-compliance
Ingram Content Group UK Ltd.
Pitfield, Milton Keynes, MK11 3LW, UK
UKHW012306240726
13966UKWH00004B/1673